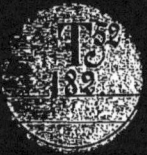

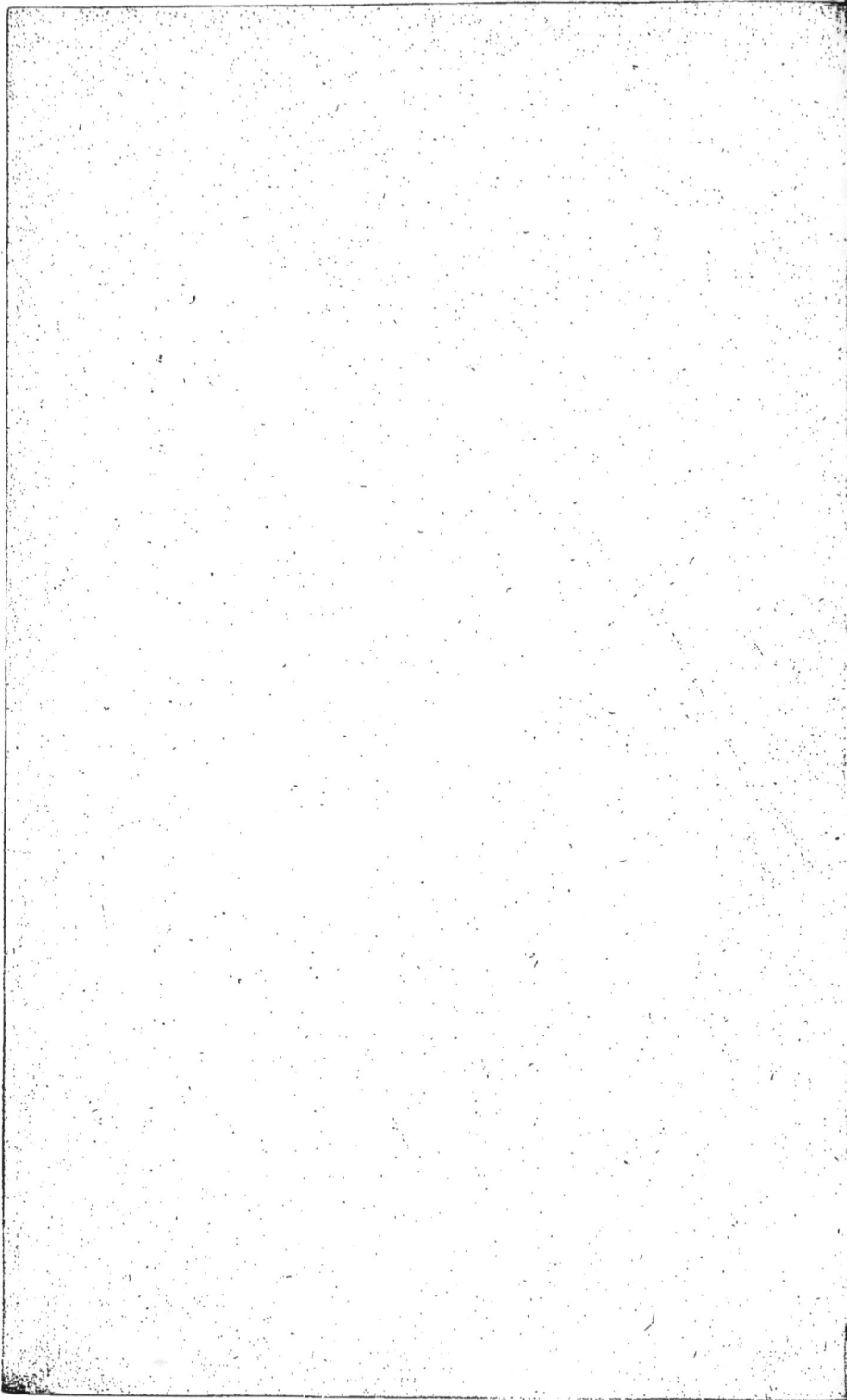

PROCÉDÉ FACILE

POUR LA

VÉRIFICATION DE L'ALCOOL

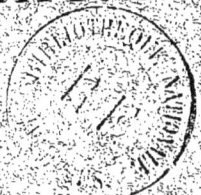

PAR

Le Docteur COIFFIER (du Puy)

LAURÉAT DE L'ACADÉMIE DE MÉDECINE

OFFICIER D'ACADÉMIE

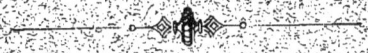

LE PUY

IMPRIMERIE R. MARCHESSOU

23, BOULEVARD CARNOT, 23

1896

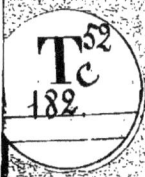

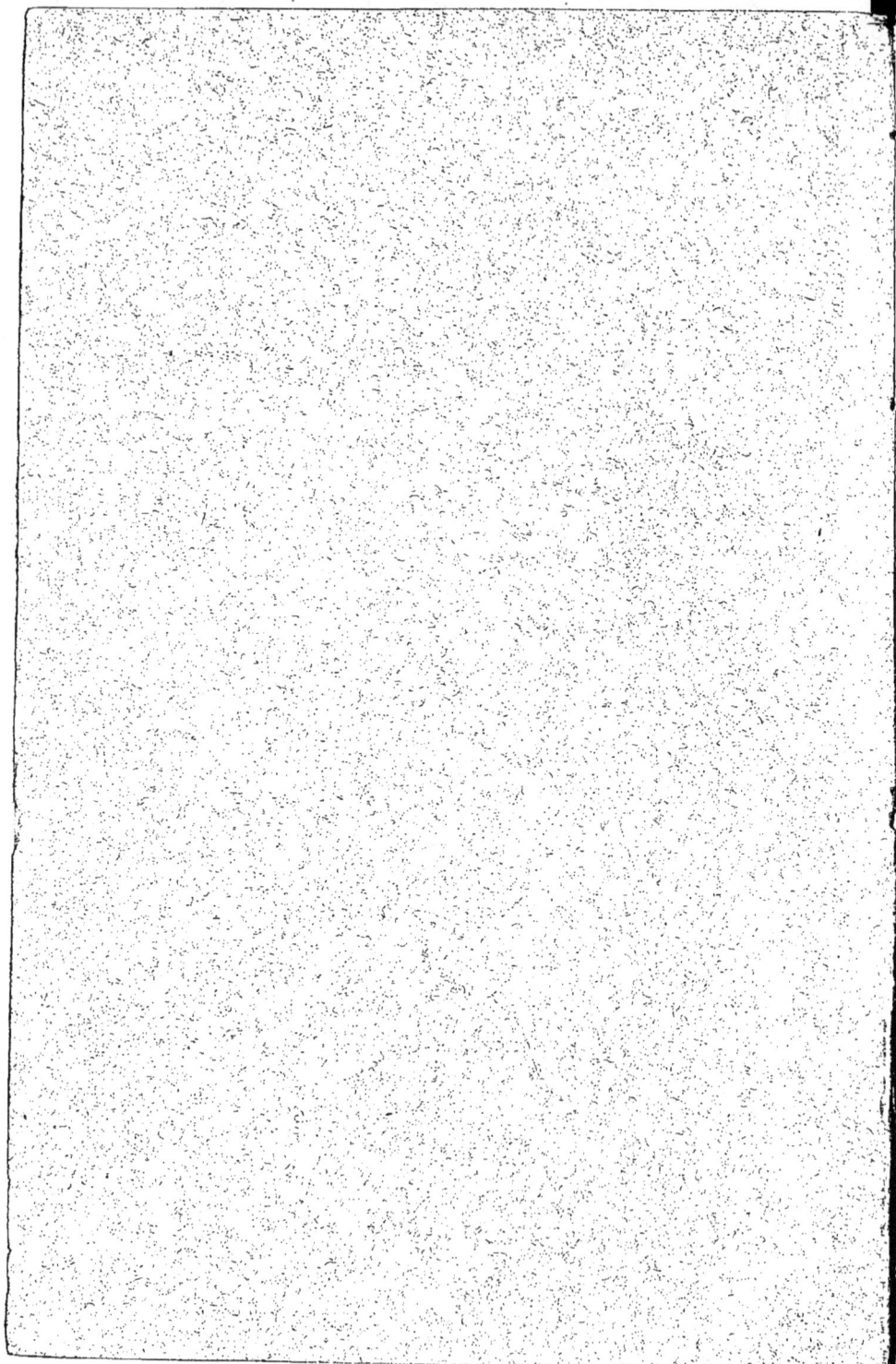

PROCÉDÉ FACILE

POUR LA

VÉRIFICATION DE L'ALCOOL

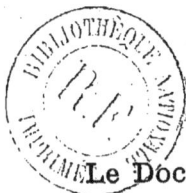

PAR

Le Docteur COIFFIER (du Puy)

LAURÉAT DE L'ACADÉMIE DE MÉDECINE
OFFICIER D'ACADÉMIE

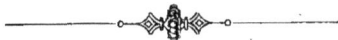

LE PUY
IMPRIMERIE R. MARCHESSOU
23, BOULEVARD CARNOT, 23
—
1896

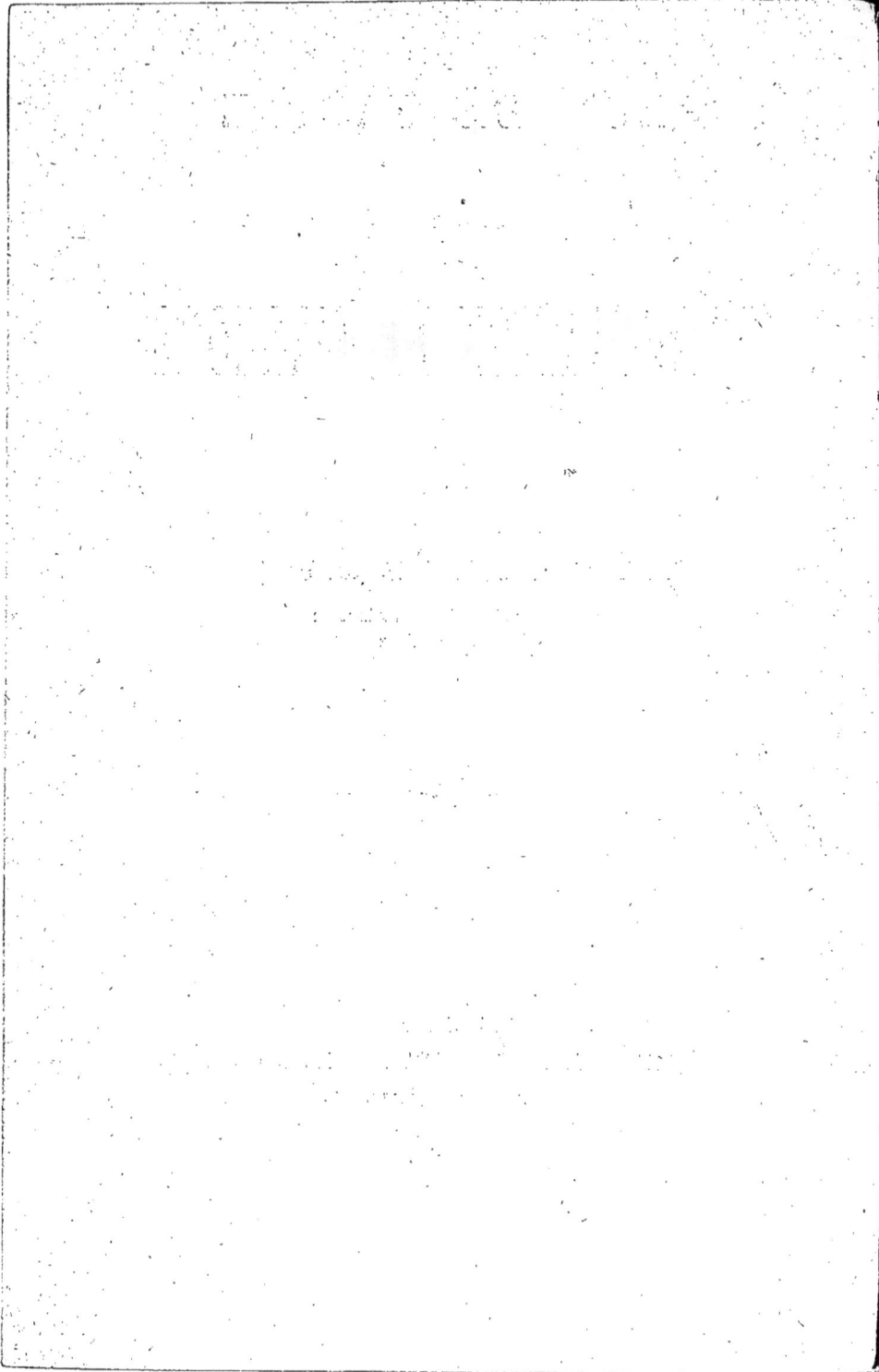

PROCÉDÉ FACILE

POUR LA

VÉRIFICATION DE L'ALCOOL

Une industrie, essentiellement insalubre *pour la santé publique*, est celle qui consiste à extraire en grand des alcools, non seulement du vin, mais encore de toutes les matières farineuses ou sucrées quelconques : grains, marcs, mélasses, fécules, pommes de terre, etc., etc.

Elle permet de verser annuellement dans la consommation, à des prix de plus en plus bas, des centaines de mille d'hectolitres d'alcools, souvent mal préparés, mal rectifiés, et elle favorise ainsi, dans d'immenses proportions, *l'alcoolisme*, cet empoisonnement social que tout médecin regarde comme un des premiers facteurs de la morbidité, de la mortalité, de la criminalité, de la folie, du paupérisme et de la dégénérescence de notre race.

Si l'on consulte attentivement les travaux de nos grands hygiénistes : Bergeron, Brouardel, Daremberg, Joffroy, Laborde, Lagneau, Lancereaux, Lannelongue, Motet, Proust, Rochard..., de même que les longues discussions qui ont eu lieu, à ce sujet, à l'Académie de médecine, on arrive à ces conclusions : — c'est que tous les alcools, sans exception, quel que soit leur provenance ou leur mode de préparation, sont toxiques, — mais que leur toxité est d'autant plus grande qu'ils sont moins bien préparés, plus impurs ; — d'autant moins grande, au contraire, qu'ils sont plus rectifiés, plus purs, se rapprochant davantage de l'alcool éthylique à 95°, de l'alcool officiel du Codex pris comme type.

Le moyen de diminuer, dans une certaine mesure, la nocuité de l'industrie si pernicieuse des alcools, serait donc de faire en sorte que ceux-ci fussent toujours purs, c'est-à-dire débarrassés de leurs principes nuisibles, de leurs « produits de tête et de queue », de leurs « flegmes », et livrés aux particuliers et aux fabricants de liqueurs dans un état de *rectification* parfaite, d'*épuration* absolue. Sur ce point, — de récents débats au Parlement l'ont démontré, — hygiénistes, médecins, chimistes, hommes d'État, partisans du monopole et fanatiques de la liberté absolue, professent tous, à quelques nuances près, la même opinion.

Tout le monde est donc d'accord sur le principe ; mais malheureusement, dans la pratique, surgit immédiatement une grosse, très grosse objection. Comment, se demande-t-on tout de suite, comment les agents du Fisc d'une part, et, d'autre part, les débitants et les consommateurs eux-mêmes, s'y prendront-ils pour s'assurer, d'une façon certaine, qu'un alcool, qui leur est soumis ou livré, est bien véritablement de l'alcool pur ; a bien réellement subi la rectification préjudicielle de rigueur ?

Quel que soit le régime adopté en France : — que l'État s'empare du *monopole de la fabrication* des alcools, comme le demandait le député Vaillant ; — qu'il se contente seulement du *monopole de la rectification*, comme l'a voté la Chambre dans sa séance du 2 juillet dernier ; — ou que la rectification soit simplement *imposée à l'industrie privée, sous le contrôle de l'État,* ainsi que l'ont proposé MM. Lannelongue et Fleury-Ravarin, — la même question se pose toujours : l'alcool doit être rectifié ; soit ! mais comment s'assurer qu'il est effectivement rectifié ? Voilà précisément dans l'application où les difficultés commencent.

Chacun sait, en effet, — comme le proclament d'ailleurs tous les distillateurs, — que le problème est très complexe et qu'actuellement, pour savoir si un alcool est pur, il faut se livrer successivement à une foule de manipulations :

1° Le déguster, — ce qui demande une éducation spéciale et une grande pratique ;

2° Le faire évaporer sur la main, pour sentir les « mauvais goûts de tête », les « mauvais goûts de queue », le « goût de fût de vin », les traces d'acide acétique, etc. ;

3° Savoir s'il ne contient pas de « l'esprit de bois » : procédés de Ure, Reynoldi, Fuchs, Portes et Ruyssen, Berthelot, Riche et Bardy, etc., etc. ;

4° S'assurer qu'il n'est pas additionné de mauvais alcools de grains, de betteraves, de marc, de pommes de terre, etc. : procédés de Molner, Kletzinsky, Cabasse, Casali, Stein, Jorissen, Th. Château, Rose, Hertzfeld, etc., etc. ;

5° Prouver qu'il n'est pas sali par des traces d'essence de térébenthine, de benzine, de pétroles légers, etc. : procédés Baudrimont, Jacquemart, etc. ;

6° Enfin, reconnaître les traces des sels métalliques (de plomb, cuivre, zinc, etc.) provenant d'une préparation vicieuse ou de procédés imparfaits de conservation : — emploi des nombreux réactifs usuels : potasse, ammoniaque, hydrogène sulfuré, acide sulfurique, etc.

Ce n'est que lorsqu'il a passé en revue tout cela, et après de longues et nombreuses manipulations, toutes également nécessaires, que l'expert peut se prononcer sûrement sur la pureté d'un échantillon qui lui est soumis ; car aucun livre classique n'indique, à notre connaissance, pour la vérification des alcools, un procédé en même temps — suffisamment *simple*, pour être mis entre les mains de tout le monde ; — assez *prompt* pour déceler, en quelques secondes, la falsification, — et *assez universel*, pour découvrir les sophistications quelles qu'elles soient, sans avoir à recourir à un moyen différent pour chacune d'elles.

⁎⁎

Or, dès 1884, dans un travail intitulé : *Médecine et Thérapeutique rationnelles* (J.-B. Baillière, Paris, 1884), nous avons décrit (pp. 149 et 192) un procédé que nous employons fréquemment pour la vérification des alcools de pharmacie, et qui nous semble réunir, à un haut degré, les principales qualités qu'on peut attendre d'un essai vraiment pratique.

Ce procédé consiste simplement *à enflammer, dans une sou-coupe, 20 grammes de l'alcool à essayer et à examiner atten-tivement les différents phénomènes qui se produisent pen-dant la combustion.*

L'alcool rectifié le plus pur, l'alcool éthylique du Codex pris comme type, — (tous les livres de chimie nous l'enseignent), brûle « *avec une flamme bleue, pâle, uniforme, — sans fumée, — avec une odeur suave — et sans laisser aucun résidu* ». Or, il n'est aucun des corps usités pour frelater l'alcool, absolument aucun, — il est facile de s'en convaincre par l'expérience, — qui n'imprime son caractère, son cachet, d'une façon certaine, immanquable en quelque sorte, au mode de combustion de l'alcool (Voir le tableau page 15).

⁎⁎

I. — Nous disons d'abord que l'alcool rectifié, à 95°, brûle avec *une flamme bleue, très pâle, peu éclairante, uniforme dans toute son étendue,* et n'a aucune de ces stries ou de ces « traînées » jaunes ou blanches, éclatantes, quelquefois très-larges, qui sillonnent la flamme de la plupart des alcools com-merciaux. — Tous les classiques, en effet, nous signalent ces caractères comme étant ceux de la flamme de l'alcool pur. — D'ailleurs, l'expérience directe, facile à faire, le démontre surabondamment. Nous avons toujours obtenu une flamme uni-formément bleue quand nous nous sommes servi d'alcools rec-tifiés à 95°, présentant les réactions exigées par le Codex, c'est-à-dire : neutres aux papiers réactifs; d'une densité de 0,8161 à + 15°; miscibles à l'eau, sans la troubler; bouillant à 79°90; ne brunissant pas par l'acide sulfurique; ne précipitant pas par le nitrate d'argent, etc.

Mais si l'alcool pur brûle « avec une flamme bleue pâle, uni-forme », par contre les mauvais alcools (de grains, de marc, de bois, etc.); les éthers, les acides gras, toutes les substances hui-leuses, toutes les essences, l'aldéhyde, l'acétone, l'essence de térébenthine, la benzine, les pétroles, etc., possèdent la propriété, signalée par tous les chimistes, de brûler avec une flamme *jaune,* quelquefois pâle, habituellement très éclairante, qui tranche immédiatement, par sa coloration, sur la flamme *bleue* de l'alcool rectifié.

Prenons 100 grammes d'alcool éthylique, bien purifié, bien vérifié, à 95°, donnant une flamme uniformément *bleue* dans toute son étendue et, au moyen du compte-gouttes normal du Codex (à ajutage de 3 millimètres), ajoutons, à ces 100 grammes d'alcool, une *seule* goutte d'un quelconque des liquides inflammables qui souillent habituellement l'alcool vrai : alcools inférieurs, éthers, essences, pétroles, etc... L'alcool pur, à 95°, donnant 60 gouttes par gramme (Codex de 1884, p. 5), ou 6,000 gouttes par 100 grammes, nous avons, de cette façon, un mélange adultéré au 6,000^{me} ; or, si nous faisons brûler, dans une soucoupe, 20 grammes de ce mélange, nous constatons immédiatement que la flamme *bleue* alcoolique normale est zébrée, çà et là, par de longues « traînées » blanches ou jaunes, très fugaces, qui se distinguent et se trient merveilleusement sur le fond bleu de la flamme. La réaction est saisissante, frappe l'œil le moins exercé et semble d'une sensibilité qu'on ne peut comparer qu'à celle des flammes spectroscopiques.

Si, au lieu d'une seule goutte, nous ajoutons, à l'alcool pur, cinq ou six gouttes de la substance adultérante, les stries blanches ou jaunes de la flamme deviennent moins fugaces que tout à l'heure, beaucoup plus fixes, plus larges, plus voyantes.

Si la substance surajoutée à l'alcool est en plus fortes proportions encore, le cône de la flamme reste bleu dans sa partie inférieure, vers sa base, mais devient jaune et éclairant au sommet, dans le cinquième, le quart, le tiers ou même la moitié de sa hauteur, suivant les proportions de plus en plus grandes du corps adultérant.

On peut même dire que l'expérimentateur se trouve ainsi en possession d'un procédé d'analyse *quantitative approchée*, qui, sans offrir la précision des procédés plus compliqués du laboratoire, est néanmoins suffisant pour lui permettre de se faire une idée presque exacte du degré de pureté de l'alcool essayé : il ne peut pas déterminer la *nature* intime de l'adultération, mais très bien apprécier la *quotité* approximative de celle-ci.

D'autre part, la teinte bleue caractéristique de la flamme de

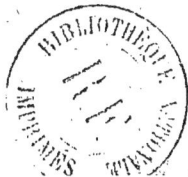

l'alcool vrai peut permettre également de distinguer celui-ci dans des mélanges où l'on chercherait à le dissimuler. Tout le monde sait qu'aux portes de certaines villes des spéculateurs mélangent leurs alcools, d'essence de térébenthine, de benzine ou de pétroles légers, dans le but de se soustraire aux droits d'octroi. Or, l'inflammation de ces mélanges révèle immédiatement, par la teinte bleue d'une grande partie de leur flamme, la présence en fraude de l'alcool, car les pétroles, la benzine, l'essence de térébenthine ont tous pour caractère commun, quand ils se trouvent à l'état isolé, de brûler avec des flammes blanches ou jaunes, très éclairantes, sans aucune nuance de bleu.

.*.

II. — Autre remarque : l'alcool pur, — c'est de la chimie élémentaire, — se réduisant, en brûlant, en acide carbonique et en vapeur d'eau (suivant l'équation bien connue $C^4 H^6 O^2 + 12 O = 4 CO^2 + 6 HO$), ne donne lieu à *aucune trace de fumée*. On ne recueille, sur une soucoupe blanche que l'on place au-dessus de la flamme, que des gouttelettes d'une eau très limpide et très pure.

Or, il n'en est rien avec un alcool frelaté ou adultéré. Toutes les essences, tous les acides gras, les pétroles légers, tous les alcools mal rectifiés de grains, de bois, de betteraves, de pommes de terre, de marc, etc., *fument*, comme on peut s'en rendre facilement compte par l'expérience, en opérant, comme tout à l'heure, sur 20 grammes d'alcool pur adultéré au 6,000^{me} avec un quelconque de ces produits. A chaque essai, on obtient une quantité plus ou moins considérable de fumée, que la soucoupe blanche, mise au-dessus de la flamme, rend toujours appréciable malgré les proportions infinitésimales de la substance surajoutée. On voit immédiatement le noir de fumée former, sur la soucoupe, une tache sombre, plus ou moins étendue, évidemment muette sur la nature intime de l'adultération, mais qui n'en constitue pas moins, — ce qui peut suffire dans la pratique, — un témoin irrécusable de sa présence.

En se servant d'une soucoupe à *poids connu* et en la présentant à la balance après chaque essai, il est facile de *peser* exactement le noir de fumée déposé ainsi par la combustion de chacun des alcools essayés et de se rendre compte de la *quantité* de l'adultération.

Sur 122 échantillons d'alcools commerciaux de toute provenance, et en opérant toujours sur une quantité de 20 grammes de liquide, nous en avons trouvés qui n'offraient aucune trace de fumée, tandis que d'autres en avaient jusqu'à 64 centigrammes, soit une proportion de 32 pour 1000 de leur poids! (Nous avions soin, dans nos essais, de présenter successivement chaque face de la soucoupe à la flamme, de façon, tout en recueillant la totalité du noir de fumée, à permettre aux gouttelettes d'eau, provenant de la combustion, de s'évaporer complètement sous l'influence de la haute température.)

*
* *

III. — Nous avons dit plus haut que l'alcool vinique bien épuré conserve, pendant toute sa combustion, *l'odeur suave et enivrante* qui le caractérise. Chacun peut aisément constater ce fait par l'expérience directe, en opérant sur de l'alcool rectifié du Codex. Or, il n'en est rien quand l'alcool est impur.

Tout le monde connaît les odeurs, quelquefois repoussantes, des alcools inférieurs, de l'esprit de bois et des acides gras, de même que celles de l'acide acétique, de l'acétone, du furfurol, de l'aldéhyde, de l'essence de térébenthine, de la benzine, des pétroles, etc., odeurs qui semblent, pour ainsi dire, s'accentuer, se renforcer, quand ces substances brûlent.

Ces différences d'odeurs sont si tranchées, — même lorsque l'adultération n'est qu'au millième, ainsi que nous l'avons très souvent constaté, — que l'odorat le moins exercé est susceptible de saisir immédiatement, et sans éducation préalable, la falsification, sans pouvoir toutefois se prononcer sur le nom du principe étranger.

Néanmoins, avec de l'habitude, — un distillateur de nos amis nous l'a démontré, — on peut reconnaître, à l'odeur, la présence de l'acide acétique, de l'acétone, de l'aldéhyde, des essences, des pétroles, de l'esprit de bois, et même distinguer les uns des autres les alcools de grains, de marc, de fécule, de betteraves, etc.

En un mot, l'odorat, s'il est inhabile à *doser*, à *jauger* l'adultération, n'en est pas moins très souvent un réactif d'une extrême sensibilité pour découvrir la présence de celle-ci et même, lorsqu'il est suffisamment exercé, pour préciser sa *nature*.

.*.

IV. — Enfin, l'alcool pur, — l'équation théorique $C^4 H^6 O^2 + 12O = 4CO^2 + 6HO$ en est une preuve absolue, — doit disparaître complètement par la combustion, ne laisser absolument *aucune trace de dépôt* et brûler jusqu'à siccité complète de la soucoupe où on l'a enflammé (Codex).

En pratique, les alcools les plus purs que nous ayons observés n'ont laissé d'autres résidus que quelques gouttelettes liquides, absolument *incolores*, d'odeur franchement alcoolique et humidifiant à peine la surface de la porcelaine.

Les alcools débités dans le commerce sont loin de se comporter ainsi. La plupart étant impurs, laissent, sur la soucoupe où ils ont brûlé, — la preuve expérimentale est facile à faire, — des dépôts plus ou moins épais, poisseux, collants, jaunâtres ou verdâtres, qui sont des indices certains, irrécusables, d'une adultération.

Ces dépôts eux-mêmes sont fertiles en renseignements, car il est évident qu'il est facile de les étudier à loisir et de près. On peut, en effet les *peser*, les *odorer*, les *goûter* et les *soumettre aux réactifs*.

Pesant la soucoupe avant et après l'essai, on a le *poids* du dépôt : une seule pesée suffit même si l'on a soin d'employer toujours la même soucoupe ou une soucoupe *ad hoc* et à poids connu. Dans nos recherches, le poids du dépôt a varié, pour une même quantité de 20 grammes de liquide essayé, entre 2 et 94 centigrammes, soit dans une proportion de 1 à 47 pour 1,000. On a donc là un moyen facile, en même temps que mathématique, de déterminer exactement le degré, ou, si l'on veut, le coefficient d'adultération d'un alcool.

D'autre part, on connaît le procédé des distillateurs qui, pour
connaître si un alcool est « franc de goût », en versent une certaine quantité au creux de la main, puis en facilitent l'évapora-
tion en frottant les mains l'une contre l'autre. Le bon alcool laisse,
sur la peau, un bouquet agréable, tandis que s'il renferme une
substance à odeur étrangère, celle-ci devient manifeste pour qui
est habitué à ce genre d'essai. Or, c'est ce qui arrive, si l'on exa-
mine attentivement, à l'aide de l'odorat, les dépôts laissés dans la
soucoupe après la combustion de l'alcool. Les odeurs parfois très
spéciales, qui se dégagent de ces dépôts, sont la plupart du temps
fort reconnaissables et permettent, même aux personnes les moins
exercées, un diagnostic certain de la falsification. Nous citerons,
comme ne pouvant être méconnues, l'odeur de *vinaigre* de l'acide
acétique ; de *menthe poivrée* de l'acétone ; *éthérée* de l'aldéhyde ;
de *fourmi* du furfurol ; de *farine brûlée* de l'alcool de grains ;
l'odeur âcre, *nauséabonde* et absolument caractéristique de
l'alcool amylique, etc., etc.

On peut également recourir, vis-à-vis des dépôts, à « l'art de la
dégustation », que Soubeyran regardait comme le meilleur
moyen de distinguer les falsifications, et qui, il est vrai, permet
souvent d'indiquer la nature même de la fraude. Comment, en
effet, pouvoir méconnaître ainsi les plus minimes traces d'acides
acétique ou sulfurique ; les saveurs âcres et brûlantes des alcools
amylique, butylique ou des piments ; le goût mordant de l'acétone ; l'âcreté de l'esprit de bois ; la saveur désagréable de l'éther
œnantique, etc., etc. ?

Enfin, il va de soi que tous les corps non volatils, les substances
huileuses, les matières âcres ajoutées aux alcools (poivres,
piments, gingembre, etc.) et les sels fixes de plomb, de cuivre, de
zinc, de chaux, de potasse....., le chlorure de calcium, provenant
d'un vice de conservation ou de préparation, se trouvent également dans les dépôts et à un degré de concentration qui facilite
singulièrement, — tous les livres de chimie nous l'indiquent, —
l'emploi des réactifs usuels : acide sulfurique, ammoniaque,
potasse, papiers réactifs, etc., voire même le recours à l'analyse
spectrale.

**

En résumé, nous croyons avoir démontré, dans cette étude, que le véritable alcool, l'alcool pur, « *doit brûler avec une flamme bleue uniforme, dégager une odeur alcoolique suave, ne pas fumer et ne laisser, sur la soucoupe, aucun résidu* », de telle façon que, si un alcool qu'on essaie, « *a une flamme jaune, fume, répand une odeur âcre ou laisse un dépôt* », on est en droit de certifier l'existence d'une rectification insuffisante et de rejeter cet alcool.

Il est indiqué de l'envoyer à un laboratoire pour déterminer exactement la nature et l'étendue de la fraude ; mais, d'ores et déjà, on peut — ce qui est absolument suffisant dans la pratique :

1° Affirmer la présence de l'adultération ;

2° Quelquefois déterminer le coefficient exact de celle-ci (poids du noir de fumée, poids du dépôt, proportions de la partie éclairante de la flamme, etc.);

3° Assurer que le corps adultérant est *éclairant, fumant, odorant* ou *fixe*, ce qui aide singulièrement, en les limitant et les dirigeant, les recherches ultérieures du chimiste ;

4° Enfin, dans quelques cas, les saveurs et les odeurs perçues sont tellement caractéristiques que le diagnostic s'impose, et qu'il est absolument inutile de pousser plus loin les investigations.

Dans nos essais, nous avons trouvé des alcools à flamme parfaitement bleue et ne donnant ni fumée, ni odeurs, ni dépôt. Nous en avons vu à flamme légèrement teintée en *jaune*, fumant légèrement et laissant un dépôt peu prononcé. Enfin, on en rencontre qui fument abondamment, ont un pouvoir éclairant intense et laissent des dépôts épais, poisseux, âcres, nauséabonds. — Les premiers répondent au type officiel de l'alcool rectifié du Codex; les seconds sont des alcools presque purs et même peut-être acceptables; quant aux troisièmes, de beaucoup les plus fréquents dans le commerce (dans la proportion de 73 pour 100), il n'est pas douteux qu'il faille les rejeter impitoyablement.

La façon dont se comporte en brûlant l'alcool pur, nous ne saurions le répéter, est absolument caractéristique, et quand, après deux ou trois essais, on a habitué son œil à cette réaction typique, à cette *signature* autographe du véritable alcool, il semble bien difficile de ne pas la reconnaître immédiatement et de ne pas saisir une fraude quelle qu'elle soit; on peut même ajouter qu'il paraît aussi peu aisé à un fraudeur de reproduire, avec de mauvais alcools, la réaction *spéciale* de l'alcool officiel, qu'à un faussaire d'imiter exactement un billet de banque, car quel corps, additionné à l'alcool pur, qui puisse n'avoir aucune influence sur sa flamme, sur sa fumée, son odeur, son résidu? Nous avons essayé bien souvent, et de toutes façons, de mêler, à de l'alcool rectifié, des traces de principes altérants : acétone, aldéhyde, éthers, alcools inférieurs, glycérine, etc. : toujours la réaction typique a été modifiée dans une de ses parties (dépôt, odeur, flamme ou fumée) et a décelé la qualité inférieure du produit.

L'essai des alcools par leur inflammation dans une soucoupe nous paraît donc, jusqu'à preuve contraire, un mode de vérification extemporané destiné à rendre des services à tous ceux qui, par profession, manipulent ces liquides : *Employés de la régie,* distillateurs, liquoristes, chimistes, pharmaciens, inspecteurs des pharmacies, etc., etc. En tous cas, c'est un procédé d'une exquise sensibilité, facile, à la portée de tout le monde, ne demandant que quelques secondes, ne nécessitant ni réactifs ni laboratoire, pouvant rendre instantanément visible et palpable toute adultération et susceptible peut-être de devenir, dans l'avenir, comme l'a déjà dit M. Henri de Parville, « une sorte d'indicateur, pratique et populaire, de la pureté d'un alcool ».

L'analyse chimique, personne ne nous contredira, est une œuvre trop délicate, exige trop de connaissances, une trop grande expérience, un outillage trop compliqué, pour être facilement praticable dans les communes rurales, en dehors de nos grands centres d'instruction et de recherches.

Ni les consommateurs, soucieux de connaître la qualité de la marchandise qu'on leur a livrée, ni les agents du Fisc eux-mêmes, investis cependant de la mission de surprendre la fraude, n'y ont actuellement recours, faute de temps ou de laboratoire.

C'est en partie contre cette difficulté, en apparence insurmontable, comme nous l'avons démontré en commençant, que risquent de venir s'échouer, au grand détriment de la santé publique, les nombreuses réformes que méditent d'introduire, dans le régime des boissons, nos économistes et nos législateurs.

Nous serions donc heureux si, remplaçant « l'impraticable analyse » par le *simple flambage d'une cuillerée d'alcool dans une soucoupe*, — ce que peut faire le premier venu, — nous parvenions à tourner cet obstacle et à mettre à la mode, à démocratiser en quelque sorte, dans nos campagnes, la vérification des alcools. Ceci forcerait, d'une part, les mauvais distillateurs à abandonner leur funeste industrie; d'autre part, les distillateurs sérieux à perfectionner encore leurs procédés de rectification.

Le fisc accuse, en France, une production normale annuelle de 2,500,000 hectolitres d'alcools de toute provenance, et le docteur Rochard estime, au chiffre formidable d'*un milliard et demi*, le budget que coûte par an, à notre pays, l'alcoolisme. La *vérification vulgarisée* n'éliminerait-elle de la consommation qu'*un centième* seulement de cette énorme quantité d'alcool et ne diminuerait-elle que dans les mêmes proportions infimes l'alcoolisme, qu'elle aurait suffisamment fait, à notre humble avis, pour l'assainissement d'une industrie essentiellement insalubre et bien mérité de l'hygiène.

Dʳ COIRFIER.

10 août 1895.

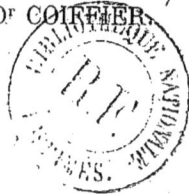

Réactions, au flambage, des substances qui peuvent adultérer un alcool.

Réactions, au flambage, des substances qui peuvent adultérer un alcool.

SUBSTANCES	FLAMME	FUMÉE	ODEUR	DÉPÔT
Alcool pur à 100°	Bleue pâle uniforme	Absolument nulle	Suave, sui generis	Nul : odeur suave laissée sur la soucoupe
Alcool brut de grains	Bleue, nuancée de jaune	Facile à rendre évidente au moyen de la soucoupe	D'alcool et de grains brûlés	Teinte ambrée de la soucoupe et relent de farine brûlée
Alcool brut de betteraves	Idem	Idem	Légèrement âcre et spéciale	Enduit jaune, d'odeur vaguement alcoolique
Alcool brut de marcs	Idem	Idem	Senteur de fût de vin	Enduit faible : goût de vin échauffé
Alcool de bois	Jaune pâle	Abondante	Âcre et vaguement résineuse	Léger enduit d'odeur de résine
Alcool amylique	Bleue, fortement nuancée de jaune	Très abondante	Âcre et nauséabonde	Relent nauséeux spécial et enduit foncé
Alcool butylique	Blanche éclatante	Idem	Désagréable spéciale	Teinte sombre et fumet désagréable
Alcool propylique	Bleue, nuancée de jaune	Idem	Vague odeur de fruits	Goût de fruit et enduit ambré faible
Pétroles légers	Blanche très éclairante	Extrêmement abondante	Âcre et spéciale de pétrole	Teinte jaune de la soucoupe, et odeur bitumineuse
Essence de térébenthine	Blanche très fuligineuse	Idem	Odeur de l'essence	Enduit collant d'odeur de térébenthine
Benzine	Jaune éclairante très fuligineuse	Idem	Spéciale caractéristique	Dépôt presque nul : senteur de benzine
Aldéhyde	Blanche pâle	Peu abondante	Odeur éthérée pénétrante	Enduit à peine sensible à senteur d'éther
Essences	Jaune fuligineuse	Très abondante	Odeurs pénétrantes spéciales	Léger enduit à odeurs fortes spéciales
Substances huileuses	Idem	Idem	Goût âcre : quelquefois odeur d'ocréoline	Enduit gras, d'odeur de suif
Acides gras	Jaune éclatante	Idem	Odeur âcre	Idem
Furfurol	Jaunâtre	Peu sensible	Goût de fourmi	Nul : senteur de fourmi
Pimens (poivre, gingembre, pyrèthre, etc.)	Idem	Abondante	Odeur âcre	Savour âcre et spéciale du dépôt
Acétone	Idem	À peine sensible	Odeur de menthe poivrée	Pas de dépôt : odeur de menthe sur la soucoupe
Éther sulfurique	Grande flamme blanche	0	Odeur suave spéciale	0
Éther acétique	Jaune pâle	0	Odeur fraîche spéciale	0
Éther œnanlique	Idem	0	Odeur vineuse	0
Éther propyonique	Idem	0	Odeur de choucroute	0
Éthers butyrique, caproïque	Idem	0	Goût rance spécial	0
Acide acétique	Bleue	0	Odeur caractéristique de vinaigre	0 Goût de vinaigre
Sels de plomb	0	0	0	Dépôt sans odeur
Sels de cuivre	0	0	0	Idem
Sels de zinc	0	0	0	Idem
Sels de chaux	0	0	0	Idem
Sels de potasse	0	0	0	Idem
Chlorure de calcium	0	0	0	Idem
Acide sulfurique	0	0	0	Dépôt huileux extrêmement acide

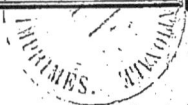

LE PUY, IMPRIMERIE R. MARCHESSOU, 23, BOULEVARD CARNOT.

81

www.ingramcontent.com/pod-product-compliance
Lightning Source LLC
Chambersburg PA
CBHW070158200326
41520CB00018B/5450